LEZIONI DI TRUCCO

Annalisa Betti

Diventare Esperti di Make-Up Imparando a Valorizzare i Pregi e a Minimizzare i Difetti

Titolo

"LEZIONI DI TRUCCO"

Autore

Annalisa Betti

Editore

Bruno Editore

Sito internet

www.brunoeditore.it

Sommario

Introduzione

Mi sono sempre chiesta perché ci siano donne che "non si truccano". Per loro stessa ammissione, c'è un rifiuto a priori. Non dico che tutte debbano essere *make-up addict* come la sottoscritta – ovvero malate di trucco – ma mi sembra incredibile che una donna non trovi il make-up utile o divertente. O entrambe le cose.

Non venitemi a dire che ci sono bellezze tali da non averne bisogno: basti vedere le foto delle attrici o delle top model quando vengono beccate dai paparazzi senza un filo di trucco, magari pure spettinate. C'è una bella differenza, mi pare, con l'immagine patinata di quando appaiono nelle foto ufficiali o nei film!

Ecco, senza arrivare a quei livelli di trasformazione, con questa guida mi piacerebbe convertire alla gioia del make-up anche chi non ha mai preso in mano il più trasparente dei lucidalabbra o il più innocente dei mascara.

Ma vuoi mettere come diventa più carina qualsiasi donna, con un piccolo ritocco? Una pelle più luminosa e uniforme, uno sguardo più intenso, una bocca più seducente. Senza contare il divertimento in sé, perché nel trucco c'è un lato ludico. Per non parlare di quello terapeutico, che è scientificamente provato e per il quale posso mettere la mano sul fuoco. Mi è servito molte volte, lo ammetto!

Se invece il problema è la mancanza di tempo, questa è solo una scusa bella e buona: per un trucco semplice bastano cinque minuti d'orologio.

Se infine il motivo è "non essere capace", la risposta è questo e-book. Spero con tutto il cuore che, proprio tu che stai leggendo, rientri nella categoria delle "incapaci": avrò la gioia e l'onore di accoglierti nel club di quelle che amano il make-up, ma soprattutto che adorano ciò che il make-up può fare per noi. Vedrai come è facile e divertente sottolineare le tue qualità, nascondere qualche imperfezione e magari scoprire che qualcosa che chiamavi difetto può diventare invece una caratteristica che ti rende unica.

Un'ultima cosa importante prima di passare alla pratica. Il trucco non deve, secondo me, stravolgere un volto. Deve semplicemente tirare fuori il bello e minimizzare quello che è meglio che non si veda. In altre parole, il mio credo è questo, come dicono alla Benefit Cosmetics: «Il sorriso è il miglior trucco». Perché una donna sorridente, possibilmente innamorata, è sempre più bella.

So anche che ci sono in giro tanti manuali che insegnano a truccarsi, ma questo è diverso. Primo, perché io non l'ho scritto come farebbe una truccatrice professionista, dato che non lo sono. L'ho scritto da *beauty editor*, ovvero da giornalista esperta di bellezza e di make-up. Soprattutto, però, l'ho realizzato come l'avrei voluto quando, da ragazza, ero alle prime armi con rossetti e fondotinta. Quindi, non darò nulla per scontato, anche a costo di apparire ovvia, perché in fondo questo è un manuale di trucco per principianti, che nasce proprio per chi non si è mai truccato.

Prima di aprire davvero, chiudo con l'angolo dei sentimenti: dedico questo libro a mio papà, che mi ha insegnato a dare importanza alla sostanza delle cose, non all'apparenza.

Annalisa Betti

CAPITOLO 1:
Da sapere

Gli strumenti indispensabili

Ovvero, i must del trucco.

Per imparare a truccarti bastano poche cose, però scelte con intelligenza.

SEGRETO n. 1: non serve avere mille trucchi. Meglio averne pochi, ma che funzionino bene.

Non è necessario avere un arsenale, ma non può mancare un fondotinta, per esempio, anche se non l'hai mai usato. Questo è il momento giusto per scegliere il tuo: meglio con un spf 15, e poi decidi se ti piace fluido, compatto o in mousse. Clinique ha un sacco di formule davvero valide, sono ottimi anche quelli di Shiseido e di Clarins. Se vuoi contenere il budget, punta su L'Oréal Paris e ti troverai benissimo.

SEGRETO n. 2: il fondotinta giusto rappresenta almeno il 50 per cento della buona riuscita di un make-up.

Ti prego, non credere più che il fondotinta non faccia respirare la pelle! Questo poteva essere vero nel secolo scorso. Oggi il fondotinta fa da barriera protettiva per la pelle, la difende dall'inquinamento e dagli agenti atmosferici, soprattutto se ha un spf (*sun protecting factor*).

Poi ci vuole un mascara nero, meglio se non waterproof (resistente all'acqua) perché sarebbe difficile da struccare, anche con le lozioni bifasiche. Una matita nera, preferibilmente automatica, ovvero con la mina che non ha bisogno di essere temperata perché esce ruotando la base. Un paio di ombretti, uno chiaro per illuminare ed evidenziare, l'altro scuro per dare profondità. Un correttore, dello stesso colore della tua pelle o appena più chiaro. E poi un lucidalabbra trasparente, un fard naturale, un rossetto naturale, una matita labbra naturale.

Ti starai chiedendo cosa intenda per "naturale": di una tonalità che ti stia bene anche quando sei struccata – per rossetto e matita

– mentre per il fard intendo un colore rosa pesca, oppure quel tono di rosa che hanno le tue guance quando arrossisci o fai sport.

Torniamo al tuo beauty case. Avrai anche bisogno di una cipria compatta trasparente, di una terra senza glitter (cioè mat), di un illuminante (detto anche *highlighter*). Per quanto riguarda i trucchi, almeno per ora, è tutto. Non dubito, infatti, che dopo aver finito di leggere questo ebook ti verrà voglia di comprare altri trucchi. Brava.

Gli attrezzi del mestiere

Ci vogliono anche alcuni strumenti. Non preoccuparti, non devi allestire una cassetta degli attrezzi tipo Leroy Merlin! Per esempio, hai bisogno di cinque pennelli per applicare il make-up. Infatti, quelli che si trovano nelle confezioni non sono il massimo: io li uso raramente.

Ecco la lista della spesa: un pennellone grande per terra e cipria, uno medio per il fard, due piuttosto piccoli per gli ombretti, uno specifico per le labbra. Probabilmente con il passare del tempo imparerai a metterti l'ombretto anche con i polpastrelli (io lo faccio spesso), ma per ora ti servono i pennelli.

Per correggere eventuali errori, tieni a portata di mano i cotton fioc (quelli per le orecchie, per intenderci) e i dischetti di ovatta.

Avrai poi bisogno di un temperamatite, meglio se dotato di raccoglitore. Ti consiglio di comprarne uno con due fori di diametro diverso, così non ne dovrai comprare un altro per i matitoni.

Se hai la pelle mista o tendente al grasso, prendi anche delle veline opacizzanti. Ce ne sono di molti marchi (ad esempio, Estée Lauder, Shiseido, Essence, Sephora), ma scegli pure quelle più economiche, tanto funzionano tutte. Per le sopracciglia ci vuole una pinzetta. Ottime quelle della Tweezerman, ma anche le Bifor vanno benissimo.

SEGRETO n. 3: sopracciglia ben curate danno un altro aspetto a tutto il viso. Tienile sempre in ordine.

Non comprare un piegaciglia. Io sono arrivata a 37 anni senza mai possederne uno e non ne sento la mancanza. Eppure, non sono un tipo minimalista e neppure sono nata a Sparta.

Ecco, questo è quanto.

SEGRETO n. 4: porta sempre con te un rossetto, un fondotinta compatto per i ritocchi e un mascara. Non si sa mai.

Piccolo vocabolario

Per orientarti e destreggiarti con eleganza nella scelta delle tue armi, impara questi termini: ti torneranno utili.

- **All over**: in polvere, crema o stick, è un trucco che può essere applicato ovunque, perché ha un colore che funziona su occhi, labbra e guance.
- **Apple of the cheek**: i pomelli delle guance, ovvero dove va applicato il fard.
- **Blush**: significa arrossire, ed è sinonimo di fard.
- **Brush**: pennello.
- **Concealer**: correttore. *To conceal* significa coprire, non cancellare.

- **Cupid's bow**: la fossetta al centro del labbro superiore.
- **Curling**: incurvante. Può esserlo un mascara.
- **Eyelash**: ciglia.
- **Coverage**: coprenza, ovvero capacità di coprire. Spesso è riferito a fondotinta e correttore.
- **Highlighter**: illuminante. In genere si mette sopra agli zigomi, agli angoli interni degli occhi o sopra al Cupid's bow.
- **Lengthening**: allungante. Può esserlo un mascara.
- **Loose**: libero, sciolto. Può esserlo una cipria o un ombretto, ma le polveri compatte sono molto più pratiche, fidati. Lascia le polveri libere ai truccatori professionisti.
- **Kajal, khol**: entrambi si applicano nella rim degli occhi (vedi più avanti) per rendere lo sguardo più profondo. Il primo è una pasta cerosa molto compatta, il secondo in genere è in polvere.
- **Mat**: opaco, opacizzante. Se la tua pelle tende a essere lucida, questa per te è una parolina magica.
- **Moisturizing**: idratante.
- **Non comedogenic**: che non favorisce la formazione di comedoni, perciò adatto a pelli miste o un po' impure.
- **Oil free**: senza materie grasse.
- **Palette**: tavolozza, gamma di colori.

- **Rim**: rima palpebrale, cioè quel bordino rosa tra le ciglia inferiori e l'occhio.
- **Sheer**: trasparente. Con un coverage molto lieve. Può esserlo un lucidalabbra o una cipria, ma anche una crema colorata per il viso.
- **Shimmering**: scintillante. L'opposto di mat.
- **Spf**: sun protecting factor, fattore di protezione solare.
- **Stain**: letteralmente significa macchia. Ma può pure essere un rossetto liquido, a lunga tenuta, trasparente e leggero. Per esempio, Benetint di Benefit.

Cenni storici

No, niente di noioso, solo qualche parola per sapere dove e quando sono nati i trucchi.

Il primo rossetto risale nientemeno che all'epoca dei Sumeri, 2800 a.C. A Ur, nella tomba di una certa principessa Shub-ad, è stata trovata una scatolina d'oro contenente una pasta fatta di polvere rossa, olio di sesamo ed essenza di rosa, con tanto di pennellino applicatore. Il primo stick da labbra risale invece al 1910, quando Roger & Gallet inserirono la pasta a forma di proiettile in un cilindro di cartone. Il meccanismo a stantuffo era ancora molto rudimentale, ma l'idea sembra proprio che abbia avuto successo...

Anche il mascara ha una storia interessante. Il moderno mascara è stato inventato nel 1913 da un chimico, T.L. Williams, che lo confezionò per sua sorella Mabel mischiando polvere di carbone e vaselina. Il risultato era così rivoluzionario che Williams cominciò a venderlo nei negozi, dopo aver fondato un'azienda di nome Maybelline (il composto di Mabel e "vaseline").

All'epoca, il mascara era confezionato in pasticche ed era composto di coloranti e cera di carruba. Per utilizzarlo si bagnava uno spazzolino e lo si passava sul panetto, quindi si stendeva sulle ciglia. La moderna confezione si deve alla mitica Helena Rubinstein, che la introdusse sul mercato nel 1957.

La cipria invece è di origine cinese, anche se il termine deriva da Cipro, l'isola del Mediterraneo che in età classica era consacrata a Venere, dea della bellezza e dell'amore. La cipria è composta da caolino, amido, riso, carbonati (di zinco e bismuto), coloranti e fragranza. All'inizio era venduta in sacchetti e soltanto dagli anni Cinquanta furono introdotti gli astucci metallici, ideati da Max Factor per il mercato di massa.

RIEPILOGO DEL CAPITOLO 1:

- SEGRETO n. 1: non serve avere mille trucchi. Meglio averne pochi, ma che funzionino bene.
- SEGRETO n. 2: il fondotinta giusto rappresenta almeno il 50 per cento della buona riuscita di un make-up.
- SEGRETO n. 3: sopracciglia ben curate danno un altro aspetto a tutto il viso. Tienile sempre in ordine.
- SEGRETO n. 4: porta sempre con te un rossetto, un fondotinta compatto per i ritocchi e un mascara. Non si sa mai.

CAPITOLO 2:
Come creare una base perfetta

In pratica, come gestire fondotinta, correttore e polveri.

Per prima cosa devi scegliere il fondotinta giusto per la tua pelle. Trovare la formula e la tonalità adatte è indispensabile per creare una base impeccabile e insospettabile. Anche la tecnica di applicazione è ovviamente importante, ma ne parleremo dopo.

Il primo passo è capire che tipo di pelle hai. Se è mista o tendente al grasso, ti consiglio una formula oil free, cioè priva di componenti grasse. Cerca un fondotinta a effetto opacizzante, con ingredienti seboassorbenti e riequilibranti. Se la tua pelle è normale, scegli un fondotinta protettivo e idratante. Se hai la pelle secca, cercane uno nutriente, a effetto comfort. Basta leggere nome ed etichetta e sarà molto semplice, vedrai.

Se la scelta si articola anche in varie consistenze (o texture), devi capire qual è quella più comoda per te. Ora ci sono anche i fondotinta in polvere minerale: vanno molto bene se hai la pelle un po' grassa, perché hanno nella formula ingredienti purificanti.

Tieni presente che il fluido è leggero, mentre quello in stick è in genere il più coprente perché ricco di pigmenti. Io mi trovo bene con quello compatto perché l'applicazione con la spugnetta non fa sporcare le mani, perciò è più comodo e veloce, anche per i ritocchi. Inoltre, c'è la possibilità di modulare l'effetto, che diventa più leggero o coprente a seconda di quanto lo "tiri". Se sei sempre di corsa, la scelta ideale è un fondotinta compatto dalla formula poco coprente: lascerà intravedere la tonalità naturale della tua pelle, così puoi anche evitare di mettere il blush.

Poi, per individuare il colore giusto, non provarlo mai sul dorso della mano, perché lì la pelle è un po' diversa rispetto a quella del viso. Nel momento della scelta, vai in profumeria senza trucco e prova il fondotinta sulla guancia. Se riesci, guardati allo specchio anche fuori dal negozio, con la luce naturale. Se il colore si fonde perfettamente con la tua pelle, è quello giusto.

Stai alla larga dai fondotinta che, ancora prima di essere applicati, hanno un colore rosato: sulla faccia hanno un effetto orrendo e rischi di sembrare Miss Piggy. Molto meglio orientarsi verso qualcosa a base beige-avorio, o comunque con toni caldi.

SEGRETO n. 5: per trovare il colore giusto, il fondotinta si prova sulla mandibola, con la luce naturale. La tonalità che si confonde col colore della tua pelle è quella che fa per te.

Applicare il fondotinta è abbastanza semplice, sicuramente più facile di quanto ti abbiano raccontato. Si mette sulla pelle pulita, dopo avere applicato un po' di crema idratante. Tra crema e fondotinta, aspetta qualche minuto.

Il trucco è mettere poco fondotinta per volta, cominciando dalla zona centrale del viso: fronte, naso, mento. Con i polpastrelli o con una spugnetta in lattice, sfumalo verso i lati stando attenta a passarlo con precisione attorno agli occhi, ai lati del naso, all'attaccatura dei capelli e attorno alle sopracciglia. Per evitare che si depositi nelle rughette sotto agli occhi (se non sei più una teenager), dopo averlo applicato guarda in alto e passa la spugnetta in lattice, così eliminerai la quantità in eccesso. Se è necessario, aggiungi poco fondotinta per volta, per non rischiare di metterne troppo e diventare una maschera di gesso. Occhio anche alla linea della mandibola: non deve esserci stacco di colore tra il viso e il collo. Il risultato finale che devi ottenere è di uniformare la pelle: senza lasciare macchie, ma neanche coprendo troppo, altrimenti l'effetto diventa artificiale.

Ricordati anche di applicarlo in piccola quantità sulle palpebre e sulle labbra: così l'ombretto aderirà meglio alla pelle e il rossetto durerà di più. Se poi metterai un lucidalabbra, evita invece di mettere il fondotinta sulle labbra: si impasterebbe e perderebbe l'effetto di trasparenza e lucentezza.

SEGRETO n. 6: il fondotinta si mette poco per volta, sulla pelle pulita, dopo aver steso un filo di crema idratante.

Il *primer*, questo sconosciuto

Esistono anche i *primer*, ovvero le basi pre-trucco. Non sono indispensabili, ovviamente, però possono essere utili. Ce ne sono di molti tipi, ognuna con un effetto leggermente diverso, ma il denominatore comune è rendere la pelle ancora più uniforme, sia al tatto sia alla vista, in modo da facilitare l'applicazione del fondotinta (e magari permetterti di usarne meno).

Molte basi fanno scivolare meglio il fondotinta, rendono la pelle più setosa e minimizzano pori e rughette. Il brutto è che spesso sono a base siliconica, il che non è positivo perché il silicone è molto occlusivo per la pelle, cioè non la fa respirare. Usa pure queste basi, ma non tutti i giorni, limitati alle occasioni speciali.

Scegliere il correttore

Il correttore, o *concealer*, è un altro trucco molto utile. Serve a nascondere le magagne, piccole e grandi. Il grande dilemma sul correttore è: si mette prima o dopo il fondotinta?

Dopo lunghe riflessioni, ecco la mia decisione: si mette **prima** se il problema da nascondere è esteso o molto evidente; si mette **dopo** se il fondotinta non è riuscito a coprire il difetto al 100 % e allora si interviene col correttore. Alcuni esempi: il correttore va messo prima del fondotinta in presenza di couperose, macchie evidenti, cicatrici, occhiaie molto scure. Se ci sono piccoli inestetismi che si vedono ancora dopo avere applicato il fondotinta, procedi col correttore. Se sei in dubbio, mettilo prima del fondotinta.

SEGRETO n. 7: il correttore si mette prima del fondotinta se il problema è molto evidente; si mette dopo se il fondotinta non è riuscito a coprirlo al 100%. Se sei in dubbio, mettilo prima.

Il correttore si sceglie con gli stessi criteri del fondotinta. Per la consistenza, ricorda che quello in stick, in genere, copre più di quello fluido o in crema. Per il colore, sceglinе uno appena più chiaro del colore della tua pelle. Per verificarne l'effetto coprente, provalo sopra alle vene del polso.

Esistono anche i correttori colorati: verde pallido per la couperose, giallo albicocca per le occhiaie, rosa per illuminare. Per ora credo che tu ne possa fare tranquillamente a meno, dato che richiedono una mano esperta per essere usati senza creare un effetto strano. Per esempio, una volta ho visto in autobus una signora che evidentemente aveva un cattivo rapporto col correttore verdino: sembrava l'Incredibile Hulk... In altre parole, le formule colorate non sono proprio a prova di errore. Vediamo invece, caso per caso, quali possono essere i problemi da mimetizzare.

Come nascondere occhiaie, borse, foruncoli & co

Se il tuo problema sono gli aloni blu sotto agli occhi (io chiamo le mie occhiaie anche "Fosse delle Marianne"), l'ideale è usare un correttore piuttosto cremoso, dato che qui la pelle è generalmente abbastanza secca. Applicalo con i polpastrelli, a piccoli tocchi partendo dall'angolo interno dell'occhio e spostati poi verso l'esterno, lungo la linea dell'occhiaia. Non scendere oltre, non andare troppo verso lo zigomo e non oltrepassare i tre quarti dell'occhio in orizzontale, altrimenti rischi di evidenziare le eventuali linee di disidratazione che si chiamano anche zampe di gallina (in questo caso, l'espressione non è mia).

Mi raccomando, metti pochissimo correttore e sfumalo delicatamente col polpastrello o col pennellino, poi attendi qualche secondo prima di mettere il fondotinta.

Le borse

Se hai le borse sotto agli occhi, in teoria ci vorrebbe un correttore leggermente più scuro, per creare un effetto ottico di chiaroscuro che "appiattisca" il gonfiore. Ma è un'operazione non semplicissima, che rischia di rendere il tutto più evidente di quanto non sia in realtà.

Io mi limiterei a truccare normalmente la parte superiore dell'occhio, magari con un ombretto appena più intenso del solito, abbinato a una bella dose di mascara nero. Sulle labbra è il caso di privilegiare un rossetto brillante, che focalizzi l'attenzione sulla bocca.

I foruncoli

Questi maledetti compaiono sempre il giorno di un appuntamento, di un colloquio o, comunque, quando meno te li aspetti. La buona notizia è che si possono nascondere abbastanza facilmente. Questo è il mio metodo. No, aspetta un momento: *era* il mio metodo. Ora ovviamente di foruncoli non ne ho più, anche grazie all'età, ma da giovane facevo così: si prende un cotton fioc imbevuto di alcol e lo si tampona delicatamente sopra al foruncolo, per asciugarlo e disinfettarlo. Poi si picchietta delicatamente un correttore possibilmente specifico, con una formula astringente e antibatterica. Si sfuma bene, poi si fissa con una spolverata di cipria.

Le cicatrici

C'è una cicatrice? Se è evidente si agisce prima del fondotinta, se è piccola si corregge dopo (ricordi la regolina, vero?). Nel primo caso, il problema principale è fare in modo che il trucco aderisca al tessuto cicatriziale: basta una piccolissima quantità di gel per capelli, da applicare sulla pelle pulita, e il gioco è fatto. Poi si procede picchiettando un pochino di correttore neutro (in questo caso è meglio usare un pennellino), seguito dal fondotinta. Se invece la cicatrice è piccola, basta coprirla con un po' di correttore dopo avere messo il fondotinta. Se la cicatrice è anche "scavata", applica proprio nel solco una minima quantità di correttore chiaro, per creare l'illusione ottica di pienezza.

Le macchie scure

Non cedere alla tentazione di usare un correttore chiarissimo, nella speranza di coprirle meglio: otterresti solo l'effetto di trasformarle in macchie chiare, ma ugualmente evidenti. Usa un concealer naturale, picchiettalo col polpastrello dove serve, poi stendi il fondotinta su tutto il viso. Infine, fissa con una spolverata di cipria trasparente.

In caso di couperose (o altre macchie rosse), picchietta, solo dove serve, il correttore naturale. Poi applica il fondotinta. Un trucco per rendere meno evidente la couperose è tamponare, con un dischetto di ovatta, qualche goccia di collirio decongestionante: renderà le venuzze meno evidenti. Una volta creata la base, si procede all'applicazione delle polveri.

Le polveri per il viso: terra, cipria e blush

Queste tre formule hanno funzioni molto diverse tra loro. In pochissime parole, la terra serve a dare un effetto abbronzato, il blush (io preferisco questa parola piuttosto che fard) è per le guance e la cipria è il tocco finale. Vediamole nel dettaglio.

La terra

Spolverare sul viso un po' di terra è il modo più facile ed economico per avere subito un aspetto luminoso e regalare alla pelle una calda tonalità abbronzata. Non va messa però su tutto il viso, a meno che tu sia davvero molto pallida. In questo caso, puoi metterne un po' ovunque, per poi accentuare l'effetto su zigomi, fronte, naso e mento.

Quale versione di terra? La formula migliore è senz'altro in polvere compatta, con un effetto mat o appena satinato, in modo da ottenere un risultato naturale. La applichi facilmente con un bel pennellone grande: per avere un'idea di dove vada messa la terra, tieni presente che il viso si abbronza più facilmente in certi punti: sulla fronte, sulle guance, sul mento e sul naso. Sceglila di uno o due toni più scura della tua pelle, ma mai troppo intensa. La terra deve essere color miele, sabbia, biscotto… Non cacao!

C'è anche la terra illuminante, cioè quella che contiene piccole pagliuzze dorate o luminose. Va usata con parsimonia, se non vuoi sembrare una *drag queen*. Perciò applicala a piccoli tocchi, non su tutto il viso e magari non di giorno, ma soltanto di sera. Io personalmente la uso raramente se non mai, perché non amo il trucco troppo luccicante.

Ci sono anche i gel abbronzanti, che sono una specie di terra in versione fluida. Non sono male, puoi usarli in estate al posto del fondotinta. Mi raccomando, mettine poco altrimenti rischi di sembrare Pocahontas.

Il blush

Tutti lo chiamano fard. Però io preferisco chiamarlo blush, con questo termine inglese che significa "arrossire", perché alla fine questo è l'effetto che deve creare. Pensa che il 40 per cento delle donne non lo usa. Se fai parte dell'altro 60 per cento, vuol dire che hai ben presente la differenza che può fare un tocco rosa sulle guance. Brava.

La scelta del colore

Se invece fai parte del 40 per cento, stai per fare una scoperta meravigliosa. La prima cosa che devi fare quando scegli il tuo blush (perché non è necessario averne mille) è immaginarti quando fai sport, o quando arrossisci, o quando hai passato una giornata al sole. Di che colorano diventano le tue belle guanciotte? Ecco, questa è la tonalità che dovresti cercare perché è quella che su di te è più naturale. Il blush non segue le mode, come ombretti, rossetti o smalti. In genere, il colore giusto è rosa pesca luminoso, certe volte è quasi rosa antico. Curiosità: probabilmente il blush più venduto nel mondo è di Nars, nella tonalità Orgasm.

I colori possibili

In genere, il blush si presenta in tantissimi colori, dal rosa molto chiaro fino al marrone bordeaux. Una scelta così ampia che può spaventare. In linea di massima, un rosa delicato va bene per le pelli chiare, con un sottotono freddo (cioè tendente al rosa). Il blush rosa regala un colorito vivace e illumina bene tutto il viso, evidenziando delicatamente gli zigomi e dando il famoso effetto *bonne mine*. Invece, un blush di un colore tra il miele e il biscotto è adatto a pelli chiare o medie, che abbiano un sottotono caldo (cioè tendente al dorato). Può anche sostituire la terra perché dà un effetto leggermente abbronzato.

In ogni caso, è buona regola abbinare cromaticamente blush e rossetto: per esempio, non commettere l'errore di scegliere un blush rosa acceso (tono freddo) e un rossetto color cacao (caldo). Sarebbe disorientante.

La texture

Secondo me, il blush migliore è senz'altro in polvere compatta ed è mat. So che esistono anche quelli in crema, in stick o in gel, ma non c'è storia. L'unica eccezione è questa: se non metti il fondotinta perché fa molto caldo, o perché hai una pelle così bella da non averne bisogno, puoi scegliere tu quale usare. Ma se hai già messo il fondotinta, l'unica consistenza che funziona e che non si impasta drammaticamente è sempre e soltanto quella in polvere.

Come si applica

Guai a te se ti fai beccare a fare una faccia da pesce palla per applicarlo. In nessun caso e neanche sotto tortura. Invece, fai un bel sorriso: l'applicazione deve essere sul pomello (*apple of the cheek*, ricordi?) e risalire leggermente verso la tempia. Usa poca polvere per volta, per evitare un effetto troppo marcato e per non rischiare di sembrare un clown del circo. Sfuma bene facendo leggeri movimenti circolari con un pennello cilindrico medio o grande, con le setole belle morbide.

SEGRETO n. 8: un blush di un colore azzeccato, applicato nel modo giusto e sempre abbinato al rossetto, può cambiare il tuo aspetto in un attimo. Non sottovalutarlo mai.

La cipria

La cipria rappresenta, da sempre, il tocco finale del trucco. Leviga la pelle e uniforma il risultato, fissando anche il fondotinta. Inoltre, è utile per opacizzare la pelle se il fondotinta è troppo satinato o cremoso. Tuttavia, ti sconsiglio di usarla come ritocco durante il giorno: il sebo prodotto dalla pelle va assorbito con una velina specifica e non impastato con altra polvere.

La cipria migliore è compatta: comoda anche da portare in borsa, non rischia di rovesciarsi e combinare guai. Si applica facilmente con un bel pennellone cilindrico, esattamente come la terra. Non metterne troppa, altrimenti evidenzierà le rughette e darà alla pelle un aspetto ingessato, davvero poco sexy. Soprattutto, mettila solo sulle zone che tendono a diventare lucide, come la fronte, il naso e il mento (cioè sulla famosa zona T). Personalmente, non la uso mai per i ritocchi: mi trovo meglio con le veline sebo assorbenti, che tolgono il lucido senza impastare.

Le ciprie colorate

La cipria trasparente è la più versatile e a prova di errore perché va bene sempre. Esistono anche quelle leggermente colorate: quella rosa chiaro è molto carina soprattutto se la tua pelle è un po' spenta o quando sei stanca. Fa un bell'effetto tiramisù ed è un miracolo per il make-up da sera. Quella lilla illumina la carnagione olivastra, perché contiene i pigmenti che annullano otticamente l'eccessivo "giallore" della pelle (passami il termine). Una cipria color albicocca regala invece un colorito luminoso, sano, appena baciato dal sole ma non così evidente come quello della terra.

L'illuminante

In polvere, crema o stick, serve a evidenziare. In due parole, è il contrario del correttore. Non è un trucco proprio indispensabile, certo, ma è fantastico se applicato in piccola quantità all'angolo interno dell'occhio come ombretto, sul cupid's bow per rendere la bocca più sensuale, sulle spalle con un abito scollato in una sera d'estate, nell'incavo del seno ecc.

Le forme del viso

Vediamo adesso come correggere, eventualmente, un viso con una forma un po' particolare. Ovvero, quando è troppo tondo o, magari, ha la mandibola molto pronunciata (viso quadrato) o, ancora, il mento a punta (viso triangolare). Quello di cui hai bisogno è un altro fondotinta, uguale al tuo ma leggermente più scuro, in modo da poter creare delle ombreggiature appena percettibili.

Come puoi sapere se il tuo viso è invece un ovale perfetto? Prendi un righello e misura la distanza tra gli occhi e l'attaccatura dei capelli. Se questo spazio è molto simile a quello che c'è tra la punta del tuo naso e il mento, sei a cavallo. Vediamo gli altri casi.

Come truccare un viso rotondo

Se sei un po' paffuta, hai il vantaggio di avere lineamenti dolci e poco spigolosi. L'unica cosa da correggere, probabilmente, è la zona degli zigomi: vanno resi più grintosi. Dunque, stendi il tuo solito fondotinta nel modo consueto. Procedi poi scurendo con il fondotinta scuro i contorni del viso, soprattutto all'altezza delle guance, salendo leggermente verso gli zigomi e scendendo verso il mento. Fai la stessa cosa nella zona delle tempie. Poi applica il blush seguendo la linea che va dal centro della guancia fino alla tempia. Scegli poi se puntare l'attenzione sugli occhi o sulla bocca, lasciando il trucco dell'altro piuttosto naturale.

Come truccare un viso quadrato

In questo caso, bisogna ottenere l'effetto opposto, cioè smussare gli angoli. Qui i lineamenti sono, infatti, piuttosto decisi, vanno solo resi più morbidi e femminili. Dopo avere applicato il tuo fondotinta abituale, usa quello più scuro per i lati del viso, creando un'ombra che parte dagli zigomi e scende verso il mento.

Non eccedere con il blush: probabilmente i tuoi zigomi sono già importanti. Evita anche toni molto accesi nella scelta del rossetto, perché attirerebbero l'attenzione sulla parte bassa del viso. Al contrario, trucca gli occhi con un make-up intenso e lascia neutre, o quasi, le labbra.

Come truccare un viso triangolare

Se hai la fronte bella spaziosa e il mento minuto, devi bilanciare i volumi. Dopo avere applicato la base nel modo consueto, scurisci i lati della fronte, scendendo verso le tempie e arrivando all'altezza delle orecchie. In questo modo avrai ridotto otticamente l'ampiezza della parte superiore del viso. Metti un tocco di fondotinta scuro anche sul mento, per arrotondarne la punta. Infine, applica il blush dalle guance verso le tempie, seguendo una linea quasi orizzontale.

Infatti, applicando il blush al di sotto degli zigomi, otterresti l'effetto di snellire ulteriormente il tuo viso, che è già sottile di suo. Per le labbra, scegli nuance piuttosto chiare e luminose. I toni troppo scuri rischiano, infatti, di indurire i lineamenti: in questo caso, il gloss è meglio del rossetto classico.

Come affrontare un s.o.s.

Ci sono anche delle situazioni problematiche, più o meno gravi, in cui puoi trovarti quando trucchi il viso e hai a che fare con fondotinta & co. La buona notizia è che a tutto c'è rimedio: Vediamo cosa è meglio fare, caso per caso:

- hai finito il correttore. Non è grave: prendi quella quantità di fondotinta che sempre si accumula attorno al tappo o all'uscita del tubetto. Lì è più denso, un po' secco, ma è più coprente e dunque va benissimo per sostituire il correttore, almeno per stavolta;

- hai finito il fondotinta. Diluisci il correttore con una goccia di crema idratante, miscela bene e usalo al posto del fondotinta;
- hai messo troppo fondotinta. Per prima cosa, premi su tutto il viso una velina o un fazzoletto di carta. Poi, passa delicatamente un dischetto di ovatta per togliere l'eccesso. Non sfregare troppo, altrimenti la pelle si irrita e può arrossarsi;
- hai messo troppo blush. Passa con delicatezza un dischetto di ovatta per togliere l'eccesso di colore. Poi, spolvera un po' di cipria trasparente;
- hai finito il blush. Picchietta un pochino di rossetto rosa chiaro mat o satinato sugli zigomi. Mi raccomando, ne basta una quantità impercettibile perché il rossetto è ricco di pigmenti.

RIEPILOGO DEL CAPITOLO 2:

- SEGRETO n. 5: per trovare il colore giusto, il fondotinta si prova sulla mandibola, con la luce naturale. La tonalità che si confonde con il colore della tua pelle è quella che fa per te.
- SEGRETO n. 6: il fondotinta si mette poco per volta, sulla pelle pulita, dopo aver steso un filo di crema idratante.
- SEGRETO n. 7: il correttore si mette prima del fondotinta se il problema è molto evidente; si mette dopo se il fondotinta non è riuscito a coprirlo al 100 per cento. Se sei in dubbio, mettilo prima.
- SEGRETO n. 8: un blush di un colore azzeccato, applicato nel modo giusto e sempre abbinato al rossetto, può cambiare il tuo aspetto in un attimo. Non sottovalutarlo mai.

CAPITOLO 3:
Come scegliere i colori giusti

In questo capitolo ti aiuterò a capire quali possano essere le tonalità adatte al tuo fenotipo. Che cos'è un fenotipo? È, in poche parole, l'insieme delle caratteristiche fisiche di una persona. In questo caso, quello che importa è il colore dei tuoi capelli, degli occhi e della pelle. In base a tali caratteristiche, possiamo individuare quali sono i tuoi colori, cioè quelli che ti donano e che ti mettono meglio in risalto. Resta il fatto che truccarsi è comunque soprattutto un divertimento, perciò sperimenta altre tonalità oltre a quelle che ti consiglio io. Mica è il Vangelo secondo Annalisa!

SEGRETO n. 9: devi sentirti libera di giocare con i colori e fare tutti gli esperimenti che vuoi. Divertiti a truccarti!

Prima di qualsiasi consiglio, vorrei chiarire una cosa. Esistono i toni freddi e i toni caldi. I primi sono tutti quei colori che fanno venire in mente l'acqua, l'aria (dal bianco ghiaccio fino all'antracite, passando anche per tutti i blu, il rosa, il viola, il lilla. Anche alcuni verdi, come il verde acqua o il menta). I toni caldi sono invece quelli della terra, del fuoco (dall'avorio, al giallo fino al marrone, compreso il rosso mattone. Alcuni verdi sono caldi: il kaki, il salvia). Ci sono poi i toni neutri, ovvero quelli che non sono colori: il bianco assoluto e il nero, che possono essere abbinati indistintamente a entrambe le famiglie cromatiche. Questa distinzione è importante, tienila a mente.

SEGRETO n. 10: va bene il segreto n. 9, però è anche vero che i toni caldi si abbinano bene coi toni caldi, i toni freddi coi toni freddi.

Partiamo dunque dai capelli. Possono essere castani, scuri (fino al corvino), biondi o rossi.

Se sei castana e i tuoi occhi sono nocciola, questi sono gli ombretti che ti donano di più:

- per il giorno: beige, rosa, lilla e verde chiaro;
- per la sera: viola, tortora e verde scuro;
- per illuminare, o in estate: perfetto l'oro;

- come matita, va benissimo quella nera, ma prova anche un color prugna o un bel verde salvia.

Se sei castana e i tuoi occhi sono quasi neri, sei davvero fortunata perché i colori che ti stanno bene sono praticamente tutti. In particolar modo, ti consiglio questi:

- avorio e albicocca per il giorno;
- tutti i rosa, dal confetto al fucsia;
- tutti quelli che ti vengono in mente;
- per la scelta della matita, resta sul classico: è perfetto il nero o il marrone cioccolato.

Se invece hai gli occhi verdi, ti consiglio gli ombretti nei toni caldi:

- tutti quelli dei metalli: oro, rame, bronzo;
- quelli dell'autunno, pensa alle foglie, alle castagne… (momento poetico);
- quelli dei frutti come arancia, albicocca, pesca;
- il bordeaux, se vuoi osare un make-up deciso e sensuale;

- non cedere alla tentazione di usare un ombretto verde, perché renderebbe i tuoi occhi piccoli e sicuramente non li metterebbe in evidenza come invece fa una nuance in leggero contrasto;
- la matita ideale è marrone per il giorno, nera per un trucco più intenso e per la sera.

Se hai gli occhi azzurri o comunque chiari:

- colori chiari come il rosa, l'albicocca e il lavanda. Con un consiglio: usa l'eyeliner o un tratto di matita nera o antracite per definire l'attaccatura delle ciglia; in alternativa, usa in abbinamento un ombretto grigio scuro solo sulla palpebra mobile;
- tonalità intermedie come l'ambra, il terracotta, il marrone e il verde scuro;
- colori intensi come quelli che vanno dal grigio al nero assoluto;
- invece, ti sconsiglio le sfumature dall'azzurro al blu scuro: farebbero un effetto "macchia" di colore;
- la matita ti lascia ampia possibilità di scelta. Per il giorno, ti consiglio un marrone caldo, senza pigmento rosso (cioè, non tendente al mogano), oppure un color prugna. Per la sera, osa un color antracite o il nero, che ti dà grinta. Molto bello.

SEGRETO n. 11: il colore che evidenzia meglio i tuoi occhi non è quello dell'iride, ma il suo complementare.

Bene, gli ombretti li abbiamo individuati. Vuoi anche un consiglio per orientarti nella scelta del blush? Eccolo:

- se sei castana: oltre al rosa pesca, che adoro e credo essere una nuance praticamente universale, puoi provare un rosa più acceso o un color biscotto;
- se sei mora: osa nuance accese come un bel rosa vivo, quasi ciclamino (magari soltanto per la sera);
- se sei bionda: rimani su tonalità chiare e luminose, nella famiglia dei rosa. Prova un color peonia per un effetto *bonne mine* o un rosa antico, molto elegante;
- se sei rossa: resta all'interno della palette dei toni caldi. Per il giorno, è molto bello un color albicocca leggermente rosato, mentre per la sera puoi provare un tono simile al terracotta.

I colori dei rossetti

Mi sembra evidente: la scelta del rossetto è importantissima. La gamma di colori è praticamente infinita e spazia dai toni più delicati fino a quelli più accesi e aggressivi. Che tu voglia osare un bel rosso sexy oppure sia un'inguaribile romantica che adora il rosa, sappi che per valorizzare al massimo le tue labbra ci sono alcune regole e, fortunatamente, qualche dritta utile.

Il primo consiglio è di scegliere sempre un rossetto che sia più scuro del colore naturale delle tue labbra. Cascasse il mondo. Quelli più chiari lasciali alle modelle in passerella, o alle immagini "photoshoppate".

Anche per i rossetti, come per gli ombretti, ci sono i colori "principali":

- rosa: se ti piacciono i rossetti o i lucidalabbra rosa, evita le nuance troppo artificiali, tipo il confetto (o il gelato puffetta, per chi se lo ricorda!) o quelle tonalità che ti fanno assomigliare alla Barbie. Il trucco: il rosa perfetto per te è quello che puoi indossare senza problemi anche quando sei completamente struccata;
- rosso: sono convinta che per ognuna di noi ci sia il rosso perfetto. Il motivo è semplice, il rosso dona a tutte, purché si segua una semplice regolina: se hai la pelle con un sottotono freddo, cioè tendente al rosa, stai bene con un rosso freddo, tipo lampone o bordeaux. Se viceversa hai un sottotono caldo, scegli un rosso che tenda al mattone. La nuance universale comunque

c'è: il rosso Cina o ceralacca. Se sei nel dubbio, con questa vai sul sicuro;

- beige: ricorda sempre che devi scegliere un rossetto, non un correttore. Perciò vanno bene i beige rosati, ovvero con un po' di pigmento freddo nella formula. Al contrario, evita i beige tendenti al giallo, soprattutto se non hai una dentatura perfetta e bianchissima;
- bordeaux: lo confesso, è il mio colore preferito. Il motivo c'è ed è presto detto, un bel color rubino o vinaccia o lampone è il massimo per mettere in risalto una carnagione chiara. Viceversa, non dona in modo particolare a chi ha la pelle olivastra. Anche con l'abbronzatura, usalo con parsimonia perché tende a far apparire i lineamenti più marcati;
- naturali: se non vuoi che il trucco sia evidente e vuoi restare su una tonalità simile al colore delle labbra, scegli un rossetto un po' lucido o satinato, non completamente mat. Anche il gloss, in questo caso, è perfetto. Questo ti darà un aspetto più sensuale;
- viola: questa è una scelta non sempre facile, perché le tonalità dal lilla al melanzana sono talmente particolari e sofisticate che vanno maneggiate con cautela. In particolare, te le sconsiglio se

hai la pelle con un sottotono caldo, ma anche se sei un po' abbronzata. Inoltre, funzionano meglio in un trucco da sera;

• dorato: le tonalità calde e solari, come l'ambra, il pesca, il sabbia, sono molto luminose e mettono in evidenza le labbra con discrezione. Sono perfette in estate, con l'abbronzatura; se hai la pelle dorata o olivastra puoi usarle sempre. I lucidalabbra in queste nuance sono particolarmente sfiziosi.

SEGRETO n. 12: non mettere mai un rossetto più chiaro del colore naturale delle tue labbra. E non farti intimidire dal rosso: da qualche parte nell'universo c'è il rosso giusto per te.

Questione di pelle

In certi casi, è doveroso dare ulteriori consigli. Per esempio, se hai la pelle olivastra perché sei un tipo mediterraneo, oppure se sei una donna di colore o hai la pelle molto scura; ancora, puoi essere una ragazza orientale.

Se hai la carnagione olivastra ti consiglio di usare sempre tonalità calde, soprattutto per il fondotinta. Evita tutte le tinte che vanno verso il marrone perché rischiano di "spegnerti"; evita però anche i fondotinta molto chiari e scegli una tonalità dorata, di media intensità.

Se la tua pelle è molto scura, puoi evitare di usare il blush. Se è dorata, usalo color albicocca o bronzo, ma va benissimo anche la terra.
Se sei orientale e hai la pelle con un sottotono caldo, usa un blush rosa medio o color nocciola; se hai la pelle chiarissima, sceglilo rosa delicato.

Qualche curiosità sui colori

Ogni famiglia di tonalità ha caratteristiche e regole precise, vediamole:

- rosa: l'unico caso in cui va evitato è se la tua pelle tende ad arrossarsi. Per il resto, un po' di rosa non ha mai fatto male a nessuno, anzi: sta bene sugli occhi, sulle guance e sulle labbra. Dona soprattutto ai visi giovani, dopo i cinquant'anni andrebbe usato con moderazione, soprattutto nelle versioni perlate;
- rosso: mai usarlo per il make-up degli occhi, a meno che sia Carnevale o Halloween. In compenso, è stupendo per le

labbra: nelle prossime pagine ti spiegherò anche come trovare il *tuo* rossetto rosso, considerando che ci sono i rossi caldi e i rossi freddi;

- marrone: può stare bene su occhi, guance e labbra, ma ti sconsiglio di usarlo per tutto il make-up. Giocalo attorno a nuance oro, rame, mogano o tendente al bordeaux;
- blu: in questo caso, è un colore da riservare al make-up degli occhi, a meno che tu non abbia tendenze punk. La particolarità degli ombretti blu è che spesso sembrano spaventosamente intensi, mentre risultano più tenui una volta applicati e sfumati. Perciò, se adocchi un ombretto sfizioso, non farti spaventare e provalo. Se ancora non ti senti pronta per un ombretto, puoi comunque lasciarti sedurre da una matita, un eyeliner o un bel mascara;
- viola: in linea di massima, sugli occhi stanno bene nuance più delicate come il lilla e il glicine. Il viola intenso è solo per la sera. Invece, sulle labbra vale la regola opposta: le tonalità più belle sono il vermiglio, il prugna, il mirtillo;
- pesca: questa è una famiglia molto versatile. Il pesca, il corallo e l'albicocca hanno un punto di rosa e un punto dorato che regalano molta luminosità praticamente a tutti i tipi di pelle. Se

vuoi un make-up naturale, scegli nuance e texture differenti, sempre all'interno di questa famiglia.

Come scegliere le texture

Ovvero: come risolvere l'eterno dilemma tra shimmering, glossy e mat. Oltre ai colori, è importante imparare a scegliere, abbinare e bilanciare gli effetti, da quello opaco a quello più brillante. Se scegli un colore lucido, otterrai, infatti, un effetto specchio, vinilico, che enfatizzerà i volumi e il particolare truccato in questo modo. Viceversa, le consistenze opache tendono ad appiattire, soprattutto se abbinate a una tonalità scura. Però hanno il vantaggio di apparire eleganti e sofisticate. Per farti capire meglio: immagina un make-up tutto opaco o tutto shimmering. Non trovi che il primo sia noioso e polveroso, mentre il secondo eccessivamente pacchiano?

Il segreto è abbinare texture diverse per ottenere effetti diversi.

- l'effetto shimmering: le consistenze scintillanti o iridescenti per il viso e per il corpo sono perfette per illuminare la pelle in modo evidente. Per questo motivo, vanno usate con cautela. In certi casi, vanno evitate del tutto, per esempio se la tua pelle è impura, cioè se soffri di acne. L'effetto brillante sul viso non farebbe che mettere in evidenza la situazione. In tutti gli altri casi, una polvere brillante può essere applicata sui punti del viso da mettere in evidenza, come gli angoli interni degli occhi o la parte superiore degli zigomi. Per le labbra puoi usare un rossetto iridescente o scintillante se sei giovane, se hai una dentatura impeccabile e se il resto del make-up è piuttosto discreto, giocato su texture mat;

- l'effetto glossy: i trucchi brillanti, lucidi, vinilici (pensa al lucidalabbra) creano un effetto patinato che cattura la luce e la riflette, come fa uno specchio. Nel make-up di tutti i giorni ti consiglio di limitare questa texture alle labbra, soprattutto se hai la pelle un po' oleosa, che tende al lucido. Sinceramente, questo consiglio vale anche per il make-up da sera, a dire il vero: lasciamo l'effetto vinilico sulle palpebre alle sfilate o ai video musicali. Il lucidalabbra sta bene a tutte perché dà volume e lucentezza alla bocca. Soltanto nel caso di labbra molto segnate da rughette verticali, il gloss non è indicato perché metterebbe ulteriormente in evidenza il problema;
- l'effetto mat: i trucchi a effetto opaco (oppure leggermente satinato) sono il complemento perfetto di quelli glossy o

brillanti, perché ne bilanciano il risultato sull'insieme del viso. Un ombretto mat va sempre bene quando devi truccarti per il giorno o per la sera, un rossetto opaco (o satinato) è la scelta con cui non sbagli mai. Per quanto riguarda il fondotinta, un finish mat o semi-opaco è preferibile sempre, con qualsiasi tipo di epidermide e a ogni età, perché aiuta a minimizzare eventuali difetti o irregolarità.

SEGRETO n. 13: quando scegli il fondotinta, controlla che il risultato sia mat o semi-opaco: per la pelle del viso questo è l'effetto migliore e adatto a tutte le carnagioni.

Puoi anche passare da una texture all'altra, trasformando una nuance che ti piace. Il modo più semplice è far diventare lucido un trucco mat: basta sovrapporre una minima quantità di lucidalabbra trasparente. Viceversa, puoi attenuare la brillantezza di un rossetto, premendo una velina contro le labbra truccate. Anche l'ombretto o il blush possono facilmente diventare più sofisticati aggiungendo una lieve spolverata di cipria madreperlata.

Piccolo consiglio

Dopo una certa età, evita comunque il make-up con effetti glitterati o metallici o eccessivamente vistosi: queste texture rendono più evidenti le rughe e i segni di espressione. Scegli sempre i trucchi con un effetto mat o satinato.

RIEPILOGO DEL CAPITOLO 3:

- SEGRETO n. 9: devi sentirti libera di giocare con i colori e fare tutti gli esperimenti che vuoi. Divertiti a truccarti!
- SEGRETO n. 10: va bene il segreto n. 9, però è anche vero che i toni caldi si abbinano coi toni caldi, i toni freddi coi toni freddi.
- SEGRETO n. 11: il colore che evidenzia meglio i tuoi occhi non è quello dell'iride, ma il suo complementare.
- SEGRETO n. 12: non mettere mai un rossetto più chiaro del colore naturale delle tue labbra. E non farti intimidire dal rosso: da qualche parte nell'universo c'è il rosso giusto per te.
- SEGRETO n. 13: quando scegli il fondotinta, controlla che il risultato sia mat o semi-opaco: per la pelle del viso questo è l'effetto migliore.

CAPITOLO 4:
Come truccare occhi e sopracciglia

Il make-up degli occhi deve tenere conto di un dato oggettivo: l'angolo interno dell'occhio, ovvero il punto dove ci sono le ghiandole lacrimali, è quello più scuro di tutto il viso. Se è illuminato nel modo corretto, l'insieme appare subito più fresco e riposato. Perciò, il primo passo è schiarire questa zona con un tocco di concealer illuminante. Poi, si procede al resto.

SEGRETO n. 14: quando trucchi gli occhi, fai in modo di schiarire l'angolo interno dell'occhio, che è il punto più scuro di tutto il viso. Illuminare questa zona d'ombra regala luce e un aspetto riposato.

Un velo di fondotinta va applicato su tutto il contorno occhi: questo l'ho già detto, lo so, ma è talmente importante che voglio ripetertelo.

Poi, per un trucco basic, semplice e veloce, puoi anche evitare di mettere l'ombretto e passare direttamente al mascara. Se però hai qualche istante a disposizione, ricorda che basta un singolo ombretto per dare più carattere a tutto il make-up.

L'ombretto

Se scegli una tonalità naturale, puoi anche applicarla con i polpastrelli, come faccio io, per velocizzare il tutto. Oppure, puoi usare un pennellino per sfumare il colore dall'attaccatura delle ciglia fino all'arcata sopraccigliare o appena sopra la piega palpebrale.

Se vuoi un effetto leggermente più marcato, aggiungi una nuance di intensità media dalle ciglia verso l'alto e verso l'esterno. Il colore giusto è quello che fa da complemento perfetto alla tua iride: guarda la sezione "Scelta dei colori". Se vuoi dare ulteriore intensità al trucco, sfuma una terza nuance solo lungo l'attaccatura delle ciglia, eventualmente anche quelle inferiori. Ricorda sempre che l'angolo interno dell'occhio e l'arcata sopraccigliare devono comunque rimanere chiare. Ecco come fare, passo per passo:

- applica l'ombretto naturale come base, dalle ciglia alle sopracciglia, sfumandolo bene soprattutto all'angolo interno dell'occhio, dove non deve accumularsi troppa polvere. Usa un pennello per ombretto medio o grande, oppure i polpastrelli;
- con un pennello più piccolo, stendi l'ombretto medio (quello complementare rispetto al colore dell'iride) sulla palpebra mobile, terminando appena sopra la piega palpebrale. Sfumalo bene. Per non debordare troppo verso la tempia, ricorda di partire con l'applicazione nel punto in cui la sfumatura deve terminare, e procedi con piccoli colpi di pennello verso l'angolo interno;
- usando un pennello ancora più fine, applica la tonalità profonda lungo la piega palpebrale e lungo l'attaccatura delle ciglia, creando una specie di V orizzontale la cui punta coincida quasi con l'angolo esterno dell'occhio. Sfuma verso l'interno;
- alla fine, sfuma e miscela le tre tonalità con un pennello medio;
- se l'ombretto tende a depositarsi lungo la piega palpebrale, è per colpa della pelle troppo oleosa. Allora fai così: dopo il fondotinta, spolvera un po' di cipria oil free sulla palpebra. Così l'eccesso di sebo sarà tenuto a bada.

SEGRETO n. 15: quando applichi un ombretto medio o scuro, comincia a sfumarlo dove il colore deve terminare e procedi verso l'interno. In questo modo l'applicazione sarà precisa ed eviterai di sconfinare troppo verso la tempia.

La matita

Se vuoi dare definizione agli occhi, un tratto di matita all'attaccatura delle ciglia è il modo più facile e veloce. Ben appuntita, morbida ma non troppo, di un marrone scuro per non sbagliare. Più soft rispetto al classico nero, è anche più versatile perché può diventare un ombretto a lunga durata se stemperata con lo sfumino in lattice. Ecco come usarla:

- tendi leggermente la palpebra verso l'alto e verso l'esterno, in modo da distendere bene la pelle, ma senza tirare troppo;
- parti da tre quarti dell'attaccatura delle ciglia, non proprio dall'angolo interno, e traccia una riga sottile che si accentua leggermente a mano a mano che ti avvicini all'angolo esterno. Le prime volte, o se non hai la mano ferma, traccia piccoli segmenti e uniscili alla fine con uno sfumino;
- idem per il bordo inferiore, per "chiudere" la zona degli occhi e dare intensità allo sguardo.

Il kajak e il khol

Entrambi si usano nella rim (ora sai cos'è, vero?), ma tradizionalmente il primo si presenta in pasta cerosa, molto compatta e ricca di pigmenti, il secondo è una polvere da applicare con l'aiuto di un bastoncino in legno. Attualmente, e per comodità, si usano le matite, nere o colorate. La riga scura all'interno della rima palpebrale è perfetta per rendere lo sguardo misterioso e profondo. Di contro, tende a far sembrare gli occhi più piccoli. Per questo esistono anche le matite chiare, bianche o beige, utilissime se hai gli occhi piccoli perché li fanno apparire più aperti. Usare la matita bianca come kajal è un trucco furbo anche se hai lo sguardo stanco, perché rende gli occhi più brillanti.

SEGRETO n. 16: la matita nera all'interno degli occhi li fa apparire più intensi e languidi, però li rimpicciolisce. Al contrario, una matita beige li rende più grandi e rende lo sguardo più luminoso.

Se il trucco all'interno degli occhi tende a sbavare sulla palpebra inferiore, prova a usare le matite waterproof, che resistono alla lacrimazione e non si sciolgono.

L'eyeliner

Se vuoi usare l'eyeliner, applicalo prima dell'ombretto (come per la matita), subito dopo avere preparato la base con un velo di fondotinta. Il più semplice è fatto a pennarello o a calamaio, ma per valutarlo osservane l'applicatore: più è corto e stabile, più l'applicazione sarà facile. Come si usa l'eyeliner?

- tendi leggermente la palpebra superiore verso l'alto e verso l'esterno;
- appoggia la punta dell'applicatore alle ciglia superiori, piuttosto vicino all'angolo interno dell'occhio;
- passa l'eyeliner lungo l'attaccatura delle ciglia fino a un punto appena oltre l'angolo esterno dell'occhio. Lascia asciugare per alcuni secondi, poi eventualmente ripassa una seconda volta;
- per un risultato grafico e d'impatto, lascia la riga così com'è. Se invece vuoi un look più soft, usa uno sfumino per rendere il tratto meno marcato. L'importante è che non ci sia alcuno spazio tra eyeliner e attaccatura delle ciglia.

Solitamente, l'eyeliner è nero. Esiste anche in versione colorata, per esempio marrone scuro, ed è un'ottima alternativa per un effetto più morbido. Vuoi provarlo in nuance più trendy? Scegline uno che esalti il colore dei tuoi occhi: se sono blu, prova con l'antracite; verde scuro o melanzana per gli occhi castani; se li hai verdi, illuminali con un bel marrone.

Il mascara

Nel caso del mascara, l'apparenza non inganna mai, o quasi. Quando devi sceglierlo, osserva come si chiama e leggi cosa c'è scritto sopra. Termini come allungante o extension indicano chiaramente che le ciglia appariranno più lunghe (perfetto se le hai mini). Parole come volumizzante, magnifying, thickening sono da associare a ciglia più corpose e folte (ottimo se le hai sottili e rade).

I mascara "effetto ciglia finte" sono quelli più impattanti e non serve che ti spieghi il motivo. Sappi che fanno con le ciglia quello che un push-up fa per il seno. Al contrario, se vuoi un look soft, scegli quelli per occhi sensibili o a effetto naturale: danno colore e definizione, senza enfatizzare troppo. Ci sono anche i mascara incurvanti, curling, che spesso hanno lo scovolino ad arco: io personalmente preferisco lo scovolino dritto, per evitare che la punta mi finisca nell'occhio o sporchi la palpebra.

Il mascara, secondo me, è sempre e soltanto nero. Sarò tradizionalista, ma un mascara colorato, anche se lo applichi solo sulla punta delle ciglia, mi fa subito Carnevale di Rio. Ognuno ha le sue idee, giusto? E a proposito di idee, ti svelerò un segreto: applicare il mascara nel modo giusto è meno scontato di quanto tu creda. Ecco come devi fare:

- apri il tubetto, estrai l'applicatore e non pulire lo scovolino dall'eccesso di prodotto passandolo sull'apertura. Se vedi che lo scovolino è sovraccarico, puliscilo con una velina;
- appoggia l'applicatore proprio all'attaccatura delle ciglia e passalo fino alle punte, con un leggero movimento da destra verso sinistra e viceversa. In questo modo, le ciglia appariranno più piene, a cominciare dalla base: sembrerà che tu abbia fatto una riga sottilissima di eyeliner;
- non trascurare le ciglia vicine all'angolo interno, ma soprattutto quelle all'angolo esterno;

- se si formano grumi, aspetta un paio di minuti in modo da far asciugare il mascara, poi pettina le ciglia con l'apposito pettinino. In alternativa, va bene anche uno spazzolino da denti (magari non il tuo);
- se vuoi applicare il mascara anche sulle ciglia inferiori, fallo con la punta dello scovolino, così eviterai di sbavare;
- non fare mai l'errore di infilare e togliere ripetutamente l'applicatore nel tubetto, magari nella speranza di caricarlo meglio: l'unico risultato che ottieni è di pompare aria all'interno del flacone, e questo fa asciugare il mascara molto più rapidamente.

SEGRETO n. 17: il mascara va messo dall'attaccatura delle ciglia risalendo verso le punte con un movimento a zigzag. Solo così si ottiene il massimo effetto.

Il trucco smoky eyes

Ecco come realizzarlo nel modo più facile possibile, passo dopo passo (ne bastano quattro):

- traccia la riga con l'eyeliner nero. Se non viene perfetta, non preoccuparti;

- delinea l'attaccatura delle ciglia inferiori con un tratto di matita nera o antracite;
- usando un ombretto nero o grigio scuro, copri il tratto di eyeliner allungandolo leggermente verso la tempia. Sfuma bene l'ombretto sulla palpebra mobile;
- sfuma il tratto di matita sulla palpebra inferiore aiutandoti con un cotton fioc, oppure con uno sfumino;
- per un effetto sofisticato ed elegante, non sovraccaricare di colore e mantieni il tratto leggero. Per le labbra, evita tonalità troppo squillanti.

Le sopracciglia

La forma delle sopracciglia è veramente importante: può cambiare l'espressione dello sguardo, dare al viso una luce sorprendente e mettere in risalto tutto il make-up. Avere sopracciglia ben curate e definite è più facile di quanto tu creda. Prima, però, devi sapere quali sono le regole da rispettare.

Cominciamo da quelle geometriche. Le sopracciglia devono cominciare esattamente sopra l'angolo interno dell'occhio e finire sopra l'angolo esterno, o poco oltre. Il punto più alto deve trovarsi appena oltre l'esterno dell'iride, cioè verso i tre quarti dell'occhio. Prendere queste misure è più semplice se usi una matita e la posizioni verticalmente di fianco al naso, spostandola poi verso la tempia. Vedrai, è più facile a farsi che a dirsi.

Come sfoltirle (e vivere felici)

A questo punto, non resta che sfoltire le sopracciglia. Certe volte una ripulitina è sufficiente: se sei insicura, vai dall'estetista; se hai fretta, non sognarti nemmeno di usare il rasoio. Piuttosto, non fare niente, o rischi di ritrovarti come Frida Kahlo; se invece te la senti di operare, procedi in questo modo. Per prima cosa, procurati una pinzetta, ma non una qualunque: ce ne vuole una che non perdoni. Le due punte devono combaciare perfettamente ed essere ben affilate, precise. Se compri una pinzetta Tweezerman o Bifor, non sbagli. Ti consiglio il modello "angled" o "slant", con la punta diagonale: è quello che uso io.

Il momento migliore per spinzettare le sopracciglia è senz'altro dopo la doccia, ma in alternativa puoi fare un impacco caldo con una spugnetta in modo da aprire i pori e favorire l'apertura follicolare. Così l'operazione sarà più semplice e, soprattutto, ti torturerai meno.

Con uno spazzolino, pettina le sopracciglia tutte all'insù e sfoltisci la parte inferiore dell'arcata, sempre strappando i peletti in direzione della crescita. Invece, lascia stare i peli della parte superiore: possono ricrescere in modo selvaggio. Meglio non rischiare. Comunque, la regola è di procedere a piccoli passi, senza farti prendere la mano. Osserva bene il risultato mentre procedi, per evitare di ritrovarti spelacchiata senza rimedio. Non ripulire troppo la parte vicina all'attaccatura del naso: sopracciglia troppo distanti rendono l'espressione un po' strana. Se invece diventa troppo doloroso, non farti tentare dal tanto decantato cubetto di ghiaccio usato come anestetico: il freddo restringe i pori e renderebbe il tutto ancora più fastidioso.

Alla fine dello spinzettamento, pettina ancora le sopracciglia all'insù e accorcia con le forbicine i peli che escono dal bellissimo arco che hai appena creato. Ultima cosa (ovvia, ma non si sa mai): controlla che la destra sia uguale alla sinistra. Alla fine, meriti un bel premio: fatti una bella camomilla, bevila e usa il filtro come piccolo impacco decongestionante. Mi raccomando, prima fallo raffreddare!

Come si mettono in riga

Per dare alle sopracciglia un aspetto curato, certe volte basta un po' di trucco. Pettinale in verticale e accorcia i peletti che fuoriescono dal margine superiore. Poi fissa il tutto con il gel specifico o col mascara trasparente.

Come si rendono più folte

Se hai le sopracciglia troppo sottili, o fini, o con poca grinta, c'è anche un modo semplice e davvero rapidissimo per dare loro un po' di personalità. Per prima cosa, scegli una matita specifica per sopracciglia, che abbia la mina sottile e non troppo morbida. Per il colore, sceglilo identico o leggermente più scuro rispetto alle sopracciglia. Guardandoti in uno specchietto ingranditore, pettinati le sopracciglia all'ingiù e definisci, con tratti leggeri di matita, l'arcata superiore. Alla fine, pettina le sopracciglia verso l'alto e verso l'esterno.

Se vuoi enfatizzarle ulteriormente, puoi usare un ombretto assolutamente mat e applicarlo con un pennellino sottile. Se invece le tue sopracciglia presentano spazi vuoti visibili, riempili con minuscoli tratti di matita, simili a sopracciglia vere (tira fuori l'artista che è in te!), alla fine, fissa il tutto con una passata leggera di mascara trasparente.

Nota personale: per me le sopracciglia sono una delle beauty manie imprescindibili. Da quando ho scoperto il Brow Bar di Benefit (all'interno delle profumerie Sephora), ci vado ogni due mesi per tenere la situazione sotto controllo. Tra un tagliando e l'altro, l'ordinaria manutenzione è diventata un gioco. Poi vedi tu come comportarti...

In ogni caso, tieni presente che:

- se hai la fronte alta, non devi assottigliarle troppo;
- viceversa, se hai la fronte bassa, tienile piuttosto sottili;
- il colore deve essere simile a quello dei capelli, o leggermente più scuro (soprattutto se sei bionda);
- la classica forma ad ala di gabbiano dà al viso un aspetto delicato, femminile e valorizza i lineamenti regolari;

- se la coda delle sopracciglia è più in basso rispetto all'angolo esterno dell'occhio, la tua espressione apparirà più triste;
- se hai gli occhi molto vicini, vanno ripulite bene vicino al naso.

SEGRETO n. 18: avere sopracciglia curate, ben definite e in ordine valorizza non soltanto il trucco degli occhi, ma dà luce a tutto il viso.

Le forme degli occhi

A proposito di occhi: ci sono casi in cui il make-up può essere leggermente correttivo. Quando si può giocare con il chiaroscuro e i suoi effetti, è facile creare illusioni ottiche che migliorino il nostro aspetto. Se segui le mie indicazioni, otterrai risultati apprezzabili. Vediamo alcuni casi di effetti speciali.

Se gli occhi sono piccoli

Per farli apparire più aperti e da cerbiatta, devi puntare su nuance luminose e piuttosto neutre, che ti regaleranno uno sguardo intenso, nonostante le dimensioni non proprio da Bambi. In pratica: fai un tratto di matita lungo l'attaccatura delle ciglia superiori, sfumandolo poi leggermente verso le tempie; stendi l'ombretto chiaro su tutta la palpebra, dalle ciglia fino alle sopracciglia. Applica poi un ombretto medio nella piega palpebrale, sfumandolo bene verso l'angolo esterno. Puoi enfatizzare ulteriormente applicando un highlighter appena sotto all'arcata sopraccigliare e nell'angolo interno dell'occhio: la luminosità di un ombretto bianco perla o rosa chiarissimo regala un effetto ottico di apertura. All'interno della rima palpebrale applica la matita bianca o beige: farà sembrare i tuoi occhi ancora più grandi e luminosi. Termina con tanto mascara (anche sulle ciglia inferiori), insistendo sulle ciglia al centro e verso l'angolo esterno dell'occhio.

Se gli occhi sono vicini

Gli occhi sono ravvicinati quando la distanza tra loro è inferiore alla larghezza di un occhio. Quello che devi fare è, in pratica, spostare leggermente tutto il make-up verso l'esterno, per creare l'illusione che siano un po' più distanti. Comincia con la matita, o con l'eyeliner: fai un tratto sottile, soltanto da metà occhio verso l'angolo esterno, allungandolo leggermente verso la tempia. Illumina poi gli angoli interni degli occhi con un ombretto molto chiaro, scurendo invece la zona esterna con una tonalità intensa.

Sfuma bene gli ombretti per non lasciare stacchi di colore. Quando alla fine applichi il mascara, insisti soprattutto sulle ciglia esterne.

Per aumentare l'effetto, puoi depilare un po' le sopracciglia nella zona vicina all'attaccatura del naso e allungarle nella forma proseguendo la coda esterna con un leggero tratto di matita specifica.

Se gli occhi sono lontani

In maniera speculare rispetto agli occhi ravvicinati, gli occhi distanti possono apparire otticamente più vicini se si focalizza il make-up sugli angoli interni. Come prima cosa, traccia una riga di matita o eyeliner lungo tutta l'attaccatura delle ciglia, partendo proprio dall'angolo interno dell'occhio. Applica poi un ombretto neutro su tutta la superficie della palpebra, dalle ciglia salendo fino alle sopracciglia. Sfuma un ombretto di intensità media nella zona dell'angolo interno, procedendo con l'applicazione fino a tre quarti dell'occhio. Miscela bene i due colori per cancellare lo stacco cromatico. Se vuoi regalare più sensualità allo sguardo, metti il kajal nero all'interno della rima palpebrale. Applica infine il mascara uniformemente su tutte le ciglia, senza insistere su quelle verso l'angolo esterno.

Se gli occhi sono all'ingiù

Una forma all'ingiù rende lo sguardo languido e un po' malinconico, come quello di Greta Garbo: se lo valorizzi con il trucco giusto, avrai occhi seducenti e dolci. Procedi così: traccia una linea con la matita lungo l'attaccatura delle ciglia superiori e poi sfuma il tratto ispessendolo e allungandolo verso l'esterno. Applica un ombretto chiaro all'angolo interno e uno di intensità media all'esterno, partendo da metà della palpebra superiore e sfumando leggermente verso l'alto in modo da "alzare" il disegno dell'occhio verso l'alto. Evita di usare il kajal. Quando poi applichi il mascara, passalo varie volte sulle ciglia esterne e non applicarlo su quelle inferiori, perché accentuerebbe la forma all'ingiù.

Se gli occhi sono infossati

Se la palpebra mobile è molto sottile, l'occhio appare chiuso, piccolo, poco espressivo. Ecco come valorizzare lo sguardo e usare il chiaroscuro per ingrandire e intensificare la forma degli occhi. Disegna un tratto molto sottile di matita scura lungo l'attaccatura delle ciglia, sia superiori sia inferiori. Non unire i due tratti all'angolo esterno, ma lasciali separati per aprire otticamente l'occhio. Sfuma soltanto il tratto superiore, usando un pennellino o uno sfumino: crea un'ombreggiatura leggermente allungata verso l'esterno. Applica su tutta la palpebra superiore un ombretto chiaro, senza superare la piega palpebrale. Da qui in su, sfuma invece un ombretto di intensità media, arrivando quasi fino alle sopracciglia.

Applica infine il mascara sulle ciglia superiori e inferiori, insistendo sopra, al centro dell'occhio e di lato, verso l'angolo esterno. Nel caso degli occhi infossati è perfetto un mascara intenso, incurvante e a effetto ciglia finte.

Se gli occhi sono sporgenti (o gonfi)

In questo caso gli occhi hanno una forma quasi rotonda e la palpebra superiore va ridimensionata. Perciò, sono da evitare gli ombretti molto chiari, perlati o glitterati: metterebbero in evidenza il problema.

Procedi così: applica su tutta l'area del contorno occhi un concealer dello stesso colore della tua pelle (non troppo chiaro), in modo da mascherare eventuali rossori e discromie cutanee. Con una matita morbida, di una tonalità marrone scuro, fai un tratto sottile lungo le ciglia superiori e allunga la riga leggermente verso l'esterno. Con uno sfumino ammorbidisci il tratto di matita e sfumalo bene.

Applica poi un ombretto sulla palpebra mobile superiore: sceglilo assolutamente opaco, mat, di intensità media o anche più scuro. Le tinte scure creano un effetto ottico di "appiattimento" e riducono i volumi. Termina il make-up con una dose abbondante di mascara nero, applicato soltanto sulle ciglia superiori. Insisti su quelle verso l'angolo esterno, per allungare otticamente la forma degli occhi e farli apparire meno gonfi.

Come affrontare un s.o.s.

- la riga fatta con l'eyeliner sembra un elettrocardiogramma? Prendi un cotton fioc, inumidiscilo leggermente con lo struccante e sfumala fino a farla sembrare ombretto; oppure cancellala del tutto, senza sfregare troppo altrimenti rischi di irritare la pelle;

- l'ombretto in polvere è caduto sulla pelle sotto all'occhio. Per prevenire questo inconveniente, è buona regola mettere sotto agli occhi un po' di cipria trasparente, come fanno i truccatori professionisti, per poi pennellarla via alla fine del trucco. Se il danno è fatto, usa un cotton fioc inumidito per fare piccoli gesti a virgola e togliere le particelle di polvere;
- una volta applicato il mascara, hai starnutito e le palpebre sono tutte sporche di nero. Idem come sopra: aiutati con un cotton fioc per cancellare i puntini neri di mascara. Alla fine, sfuma nuovamente l'ombretto per uniformare il colore;
- il mascara è troppo asciutto. Rendilo più fluido versandoci dentro qualche goccia di struccante occhi. Non usare quello bifasico, perché la componente oleosa impedirebbe al mascara di aderire alle ciglia e di asciugarsi perfettamente una volta applicato;
- hai finito il mascara? Soltanto per questa volta, spennella le ciglia con l'eyeliner nero;
- a metà pomeriggio il trucco degli occhi è andato ovunque. Prendi due cotton fioc: con il primo, asciuga l'eccesso di sebo

dalla palpebra superiore e riapplica il mascara. Con l'altro, inumidito con una goccia d'acqua, pulisci la palpebra inferiore e infine applica un pochino di cipria per opacizzare la pelle.

RIEPILOGO DEL CAPITOLO 4:

- SEGRETO n. 14: quando trucchi gli occhi, fai in modo di schiarire l'angolo interno dell'occhio, che è il punto più scuro di tutto il viso. Illuminare questa zona d'ombra regala luce e un aspetto riposato.
- SEGRETO n. 15: quando applichi un ombretto medio o scuro, comincia a sfumarlo dove il colore deve terminare e procedi verso l'interno. In questo modo l'applicazione sarà precisa ed eviterai di sconfinare troppo verso la tempia.
- SEGRETO n. 16: la matita nera all'interno degli occhi li fa apparire più intensi e languidi, però li rimpicciolisce. Al contrario, una matita beige li rende più grandi e rinfresca lo sguardo.
- SEGRETO n. 17: il mascara va messo dall'attaccatura delle ciglia risalendo verso le punte con un movimento a zigzag. Solo così si ottiene il massimo effetto.
- SEGRETO n. 18: avere sopracciglia curate, ben definite e in ordine non soltanto valorizza il trucco degli occhi, ma dà luce a tutto il viso.

CAPITOLO 5:
Come truccare le labbra

In questo capitolo condividerò con te non soltanto le mie tecniche personali, ma anche quelle che ho preso in prestito dai truccatori professionisti per realizzare un make-up impeccabile sulle labbra. Anche quando c'è poco tempo.

La scelta del tuo rossetto perfetto

Quando ero più giovane, ero convinta che su di me fossero i toni caldi la scelta perfetta per mettere in risalto i miei colori naturali e i miei lineamenti. Oggi ho tutt'altra convinzione: il mio colore preferito di rossetto è assolutamente freddo, tra il lampone e il ciliegia. Apro e chiudo subito una breve parentesi. Una delle mie fissazioni divertenti è indicare le nuance con frutti o dolci. Mi riesce però male con gli ombretti, soprattutto con l'antracite…

Torniamo alla scelta del rossetto. Dal mio punto di vista, il rossetto (o il gloss) deve avere una nuance simile a quella naturale delle labbra: ma ti immagini una bocca color mandarino o glicine o Big Babol? Infatti, il colore ideale per le labbra è facile da scegliere ed è quello che potresti portare anche quando hai il viso completamente struccato. Provalo così: vai in profumeria, seleziona alcune tonalità e provale su metà bocca. Lascia l'altra metà al naturale e confrontale. Se la parte truccata non è troppo in contrasto rispetto all'altra, ma semplicemente più intensa e un po' più luminosa, questo è il tuo rossetto perfetto per tutti i giorni. Niente e nessuno ti vieta, ovviamente, di cercarne molti altri, ma almeno questo rossetto potrà essere considerato una certezza nella tua beauty routine. Il che non è da sottovalutare.

SEGRETO n. 19: prova sempre i rossetti quando sei struccata. Applicali su metà bocca e vedi se funzionano o se non c'entrano niente con i tuoi colori naturali.

Gli altri rossetti (e gloss)

Non posso dire quanti rossetti e lucidalabbra io abbia. Però mi sono resa conto che, alla fine, quelli che uso più spesso sono una decina soltanto. Sono arrivata alla conclusione che non serve averne centinaia, l'importante è poter contare su colori che funzionino sempre, con qualsiasi luce, in qualsiasi stagione. Per esempio, vuoi osare un bel rosso sensuale? Vuoi un rosa luminoso? Ci sono alcuni accorgimenti per non sbagliare. Ecco, la regola per scegliere il rosso è di osservare il sottotono della pelle: se è rosea, punta su un colore tendente al bordeaux. Se viceversa è dorata o olivastra, sarà perfetto un rosso caldo, quasi mattone.

Per la scelta del rosa, evita quelli che hanno un aspetto artificiale già nel tubetto. Lascia perdere quelli che ti fanno venire in mente la Barbie o il gelato puffetta (per chi se lo ricorda; se non l'hai mai visto, ti dico solo che era di un rosa quasi fucsia, davvero molto naturale...). Se ti ispira l'eleganza del beige, scegline uno tendente al rosa, che non sembri un concealer una volta applicato. Se infine ti vuoi regalare un rossetto color carne, molto naturale, fai in modo che comunque non risulti più chiaro della tua pelle.

Le cinque mosse giuste

Bene, ora che hai trovato i tuoi rossetti è ora di imparare come applicarli nel modo migliore possibile. All'inizio potrà sembrarti un po' complesso, ma vedrai che è più semplice e veloce di quanto sembri. Inoltre, dopo un paio di volte sarà automatico.

- se le tue labbra sono un po' secche o se ci sono delle pellicine, levigale con uno scrub delicato (va benissimo quello che usi per il viso);
- prepara poi la base. Sulla pelle asciutta, applica un pochino di crema idratante; aspetta alcuni minuti e tampona eventuali eccessi con una velina. Le labbra devono essere morbide, idratate ma non oleose, altrimenti il rossetto non aderisce bene. Se vuoi dare al rossetto una durata super, stendi sulle labbra un velo di fondotinta;
- comincia a colorarle dal contorno: con una matita specifica per le labbra, dello stesso colore del rossetto o impercettibilmente più scura, segui la linea senza debordare. Se sei incerta, anziché una linea continua traccia una serie di segmenti lungo il contorno labbra. Il modo migliore per ottenere un disegno preciso e simmetrico è cominciare dal centro e andare verso gli angoli. Alla fine, usa un pennellino per sfumare la matita su tutta la superficie labiale. In questo modo aumenterai ulteriormente la tenuta del rossetto ed eviterai che dopo qualche ora resti soltanto quella bruttissima riga del contorno;
- ora è il momento di applicare il rossetto. La tecnica più intelligente (anche se meno semplice) è prelevarne una piccola

quantità dallo stick, usando un pennellino morbido con cui lo stenderai sulle labbra, facendo attenzione a non sconfinare oltre il disegno a matita. Con questa tecnica l'applicazione è più omogenea rispetto a quella diretta dallo stick e l'aderenza è migliore;

- alla fine, controlla che il risultato sia simmetrico. Se vuoi aggiungere un punto luminoso e dare ulteriore risalto alle labbra, applica un tocco di gloss al centro del labbro inferiore.

SEGRETO n. 20: il modo migliore per applicare il rossetto è stenderlo con l'apposito pennellino. In questo modo eviti gli sprechi, il disegno sarà più preciso e il trucco durerà di più.

Questo è il metodo standard per truccare una bocca dalla forma regolare, che non necessita di ritocchi. Ci sono però labbra particolari che possono essere truccate normalmente, evidenziandone le caratteristiche uniche oppure, al contrario, minimizzandole. Di seguito trovi le istruzioni per l'uso, se scegli la seconda opzione. Se le segui alla lettera, potrai modificare la tua bocca quanto basta per renderla più armoniosa.

Se sono sottili

Se le tue labbra sono troppo magroline, hanno bisogno di un make-up effetto volume. Le labbra poco carnose si valorizzano facilmente con tonalità chiare e texture semitrasparenti o perlate, abbinate alla brillantezza del gloss. Vediamo come procedere.

Per prima cosa, traccia il contorno subito sopra alla linea naturale delle labbra. Non andare troppo all'esterno, mi raccomando: il risultato sarebbe ridicolo. Cerca di creare una forma più arrotondata, ma soltanto in altezza, senza modificare la posizione degli angoli esterni delle labbra. Riempi con la matita tutta la superficie labiale e sfuma bene con un pennellino. Poi, applica il rossetto scegliendo una nuance piuttosto chiara. Come tocco finale hai due alternative: al centro del labbro inferiore puoi applicare una seconda tonalità di rossetto, leggermente più chiara rispetto alla prima; oppure puoi usare un tocco di lucidalabbra trasparente o leggermente colorato, in nuance col rossetto.

SEGRETO n. 21: i colori chiari e le texture brillanti o madreperlate creano un effetto ottico di volume e tridimensionalità.

Se sono molto carnose

Al contrario, se la tua bocca è molto importante ed evidente, puoi ridimensionarla facilmente e renderla più discreta. Ecco come devi procedere. Scegli rossetti dalla texture mat o satinata, in tonalità abbastanza neutre, né troppo chiare ma neanche molto scure. Quando applichi il fondotinta sul viso, mettine un velo anche sul contorno labbra, in modo da nasconderne il disegno.

Disegna con una matita dello stesso colore delle tue labbra un contorno leggermente più piccolo rispetto a quello naturale. Non tracciare linee troppo marcate, ma tieni la mano morbida. Sfuma poi la matita con il pennellino, portando il colore verso il centro delle labbra. Applica il rossetto a piccoli tocchi, sempre sfumandolo col pennellino. Se la tua bocca è molto carnosa, evita il passaggio della matita e limitati ad applicare un rossetto neutro.

Evita qualsiasi tipo di lucidalabbra, soprattutto se contengono glitter o se hanno un finish particolarmente vinilico. In poche parole, ti sconsiglio tutto ciò che focalizzerebbe l'attenzione sulle labbra.

SEGRETO n. 22: per minimizzare una bocca molto carnosa, ti sconsiglio le nuance chiarissime, ma anche quelle molto scure: le prime creano un effetto di volume, le altre catturano l'attenzione. Evita anche i gloss glitterati e vinilici.

Se sono all'ingiù

Se gli angoli della tua bocca guardano verso il basso, puoi sollevarli otticamente e regalarti una nuova espressione, più allegra. Fai così: stendi un velo di fondotinta o di concealer intorno ai bordi esterni, senza esagerare con la quantità per non appesantire il disegno delle labbra. Poi, evita di usare la matita, almeno le prime volte. Quando diventerai più esperta, potrai tracciare un contorno che finisca appena prima degli angoli, per non sottolinearne ulteriormente la forma.

Quando applichi il rossetto, non usare nuance scure, ma preferisci quelle neutre. Scegli un rossetto mat o satinato, non troppo lucido. Sfumalo bene con il pennellino: quando ti avvicini agli angoli, cerca di "sollevarli" leggermente.

Se sono irregolari

Se il contorno delle tue labbra non è ben definito, oppure se ci sono delle asimmetrie, puoi creare un effetto di regolarità sfruttando il disegno a matita. Ecco come procedere.

Applica un velo leggero di fondotinta sui contorni. Con la matita a mina morbida tratteggia i bordi partendo dal centro verso l'esterno. Cerca di dare alle labbra una forma armoniosa e proporzionata tra la parte destra e la sinistra, ma senza stravolgere il disegno naturale. Sfuma la linea stemperando il colore verso l'interno della superficie labiale, aiutandoti con un pennellino fine. Applica il rossetto evitando le tonalità molto squillanti, ma preferendo quelle mediamente intense, con una texture satinata o cremosa, non troppo lucida.

Come affrontare un s.o.s.

Può capitare che ti renda conto che il rossetto che hai messo con tanta cura non ti stia bene. C'è un modo per correggere l'errore senza dover rifare tutto da cima a fondo: tampona le labbra con una velina, senza strofinare ma semplicemente premendola tra le labbra. Con un pennellino, applica poi una minima quantità di un rossetto simile a quello “sbagliato”, ma un po’ più chiaro. Sfuma bene le due tonalità et voilà, il gioco è fatto!

RIEPILOGO CAPITOLO 5:

- SEGRETO n. 19: prova sempre i rossetti quando sei struccata. Applicali su metà bocca e vedi se funzionano o se non c'entrano niente con i tuoi colori naturali.
- SEGRETO n. 20: il modo migliore per applicare il rossetto è stenderlo con l'apposito pennellino. In questo modo eviti gli sprechi, il disegno sarà più preciso e il trucco durerà di più.
- SEGRETO n. 21: i colori chiari e le texture brillanti o madreperlate creano un effetto ottico di volume e tridimensionalità.
- SEGRETO n. 22: per minimizzare una bocca molto carnosa, ti sconsiglio le nuance chiarissime, ma anche quelle molto scure: le prime creano un effetto di volume, le altre catturano l'attenzione. Evita anche i gloss glitterati e vinilici.

Conclusione

Giunti a questo punto, credo di averti dato le basi per cominciare, o proseguire con passione, una lunga e appassionata storia d'amore con il make-up. Ho scritto questo libro nel modo più chiaro possibile e spero di averti fatto capire che truccarsi non è una scienza, probabilmente è un'arte, sicuramente è un gioco ed è alla portata di tutte. Quello che vorrei è che tu avessi imparato a valorizzare il tuo viso, la tua femminilità ma soprattutto la tua unicità: che non è un semplice insieme di lineamenti, ma è la personalità.

Ci sono giorni in cui ti senti con l'umore sotto la suola delle scarpe: è normale e capita anche nelle migliori famiglie. La cura non sempre è una medicina, prova a truccarti un po' (adesso che sei bravissima!) e starai subito meglio. Perché il make-up mette di buonumore e dà all'autostima un'inaspettata botta di vita. Prova e vedrai. Certo, ci vogliono un po' di impegno e una buona dose di determinazione per imparare a realizzare i look che vuoi, ma è sempre così anche nella vita, giusto?

Avrai anche imparato a usare il trucco come estensione di te stessa e a sceglierlo come un guardaroba, che nelle diverse occasioni propone un abito diverso. C'è un make-up giusto per tutti i giorni, per l'ufficio, per l'happy hour con le amiche, per la seratina giusta assieme al tuo amore. A questo punto, sei la make-up stylist di te stessa.

Il consiglio che voglio darti è di sperimentare nuovi colori e abbinamenti, senza farti troppo condizionare dalle mode, dalle tendenze, da quello che leggi sulle riviste femminili. Possono darti spunti, idee e ispirazione, ma alla fine devi scegliere quello che piace a te e che sta bene su di te.

Per quanto riguarda me, ho già in mente altri manuali che possono esserti utili in un ipotetico percorso di beautyficazione. A presto, allora!

Annalisa

www.ingramcontent.com/pod-product-compliance
Ingram Content Group UK Ltd.
Pitfield, Milton Keynes, MK11 3LW, UK
UKHW022013190726
13853UKWH00005B/1910